Docteur Maurice DARGEIN

DYSPEPSIE

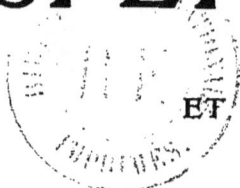

ET

ENTÉRITE

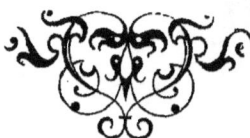

EN VENTE :

LIBRAIRIE ALBIN MICHEL

38, cours de l'Intendance, 38

BORDEAUX

—

1919

Prix net : Un franc

Docteur Maurice DARGEIN

DYSPEPSIE

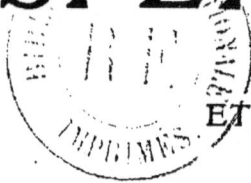

ET

ENTÉRITE

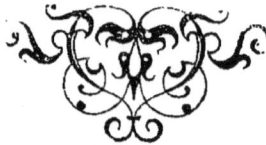

EN VENTE :

LIBRAIRIE ALBIN MICHEL

38, cours de l'Intendance, 38

BORDEAUX

—

1919

DYSPEPSIE

ET

ENTÉRITE

I

Causes qui engendrent la dyspepsie.

On devient dyspeptique parfois par une seule faute d'hygiène fréquemment répétée et qui finit par devenir une habitude funeste aux organes digestifs.

Nous distinguerons les fautes d'hygiène générale et les fautes d'hygiène alimentaire.

1º *Fautes d'hygiène générale* : Notre « genre de vie » a une influence considérable sur les fonctions digestives ; il est peu de personnes qui soient assez soigneuses de leur santé pour se contenter de demander à leurs muscles ou à leur cerveau la somme exacte de travail qu'ils peuvent donner : nous vivons en un siècle de surmenage physique et intellectuel qui crée *la fatigue*. La fatigue commence lorsque, par notre travail, nous rompons l'équilibre qui doit exister entre nos dépenses physiques et nos recettes alimentaires ; dès lors, une fêlure, minime au début, se produit dans l'appareil nerveux régulateur du poids, nous maigrissons ou nous engraissons démesurément, suivant le cas, *et après* une période plus ou moins longue de *compensation*, c'est notre appareil digestif qui finalement subit le contre-coup de notre faute d'hygiène initiale : le surmenage.

Il me paraît utile d'indiquer quelques-unes des causes de surmenage les plus fréquentes : c'est d'abord l'excès de travail, soit dans la durée, par un nombre excessif d'heures employées à l'effort intellectuel ou physique; soit dans la manière dont ce travail est effectué, par la précipitation, la nervosité, le moment de la journée où nous l'accomplissons. Lorsque le mal est connu, il est possible d'appliquer le remède : nous apporterons l'esprit de méthode à notre travail, nous en réglerons non seulement la durée, mais aussi l'heure, et, sans tomber dans une précision administrative d'ouverture et de fermeture de notre bureau ou de notre atelier, nous pouvons prévoir, dans notre journée, à côté des heures de travail, des moments de repos, et des heures *alimentaires*; nos organes digestifs ont des habitudes, ils fonctionnent à telle heure; ne les brusquons pas, si nous ne voulons pas en dérégler le mécanisme! Nous nous lèverons tôt, nous ferons une toilette complète de notre corps, nous laverons notre bouche soigneusement; le soir nous ne veillerons pas, nous donnerons à notre corps et à notre esprit le repos qui leur est nécessaire; bref, nous adopterons un *horaire* et nous ferons scrupule de ne pas nous en écarter.

Je signalerai également comme cause de surmenage l'habitude déplorable des sports sans *entraînement*; tout effort physique important doit être précédé d'une série d'exercices préliminaires ayant préparé la possibilité de cet effort sans rupture d'équilibre entre les recettes et les dépenses : la progressivité dans la fréquence et l'énergie des exercices peut seule permettre d'arriver à l'entraînement, c'est-à-dire à l'effort sans fatigue.

2° *Fautes d'hygiène alimentaire :* J'ai déjà signalé l'importance d'un horaire fixe pour nos diverses occupations et plus particulièrement pour les repas; l'exactitude est une des conditions de l'hygiène alimentaire; mais nous n'oublierons pas qu'on ne peut bien faire deux choses dans le même temps : donc, à table, confortablement assis, dans une pièce suffisamment éclairée, dans une température ni trop chaude ni trop froide, prenons l'habitude, à heures fixes, de ne faire qu'une seule chose : manger! Ne lisons pas notre journal ou le dernier roman, ne pensons plus à nos affaires, ne nous laissons pas entraîner à des discussions passionnantes, ne nous levons pas de table inutilement, ne pensons qu'à manger dans les meilleures conditions et dans le but de nous assurer une facile digestion des aliments et une bonne assimilation des forces réparatrices.

Évitons soigneusement les boissons irritantes pour la muqueuse gastrique, telles que le vin pur, les essences; n'usons pas de liquides excitants du système nerveux, tels que le café et le thé; n'usons de boissons qu'en quantité modérée et n'oublions pas qu'elles diluent toujours le suc gastrique, diminuant ainsi sensiblement son activité; il y a, suivant les troubles gastriques, existants ou antérieurs, un moment où l'on peut boire sans inconvénient et un autre moment où il est important de ne pas boire. En général, il vaut mieux étancher sa soif une heure avant les repas que pendant ou après.

Au sujet du « régime alimentaire » habituel, je dirai que, même lorsqu'on ne souffre ni de l'estomac ni de l'intestin, on doit observer une hygiène alimentaire, user de préférence des aliments dont la valeur nutritive est meilleure et la digestion plus facile; éviter les mets irritants ou indigestes; soigner la préparation culinaire de manière à conserver aux aliments une saveur qui, du reste, suffit à exciter la sécrétion ou la motricité des organes digestifs; éviter la suralimentation ou le manque de variété des menus quotidiens.

(Voir, à la fin de ce travail: « Conseils d'hygiène alimentaire ».)

J'ajouterai que l'usage immodéré de certains médicaments (salicylate de soude, antipyrine, vins toniques, fer, etc.) suffit à provoquer de la gastrite ou de l'irritation intestinale: combien de malades en ont fait la triste expérience! L'usage non réglé par le médecin des poudres, cachets, élixirs appelés « digestifs » présente de graves inconvénients et suffit souvent à augmenter le trouble fonctionnel que l'on voulait atténuer. L'eau de Vichy, par exemple, a une action totalement différente, suivant le moment où elle est absorbée. Bien d'autres médications « antidyspeptiques » constituent de même une arme à deux tranchants dont seule l'habileté du maniement constitue l'efficacité.

Enfin, il est de toute première nécessité de mastiquer longuement; pour cela il faut avoir de bonnes dents et prendre l'habitude de s'en servir. Nos dents doivent non seulement fragmenter les aliments, mais aussi les broyer; le brassage que constitue la mastication, joint à l'insalivation, en fait une bouillie; certains aliments arrivent ainsi en partie digérés dans l'estomac; certains autres ne seront attaqués que par les sucs gastriques, hépatiques, pancréatiques ou intestinaux, mais cette attaque ne pourra être complète et sans fatigue qu'autant que ces aliments auront été bien préparés par une mastication prolongée; on compte, en moyenne, qu'il faut donner une trentaine de coups de mâchoire à chaque bouchée alimentaire, même pour les *pâteux*.

Il faut donc : 1º faire remplacer les dents qui peuvent nous manquer, car chacune d'elles a son utilité, d'après sa forme et la place qu'elle occupe dans la bouche; il faut soigner les dents malades, d'abord pour retarder leur chute; puis, lorsqu'une dent est douloureuse, il se produit une *défense* qui constitue un obstacle sérieux à la bonne mastication; il faut tenir la bouche en état de propreté rigoureuse par des brossages et lavages (liquides ne contenant aucune acidité), de manière à ce que non seulement il ne reste pas de débris alimentaires entre les dents, mais qu'il ne puisse se faire de dépôts calcaires (tartre) si nuisibles pour les dents et si irritants pour la muqueuse des gencives; ces dernières, lorsqu'elles sont irritées, se tuméfient, se décollent, une légère suppuration s'établit qui s'oppose à la cicatrisation et peut infecter le bol alimentaire; enfin les dents s'ébranlent et leur chute est imminente. Il y a donc lieu de montrer régulièrement sa bouche au dentiste, qui diagnostiquera à temps une carie au début, une gingivite, etc., et indiquera les soins à donner.

2º Il faut prendre l'habitude de se servir de ses dents; inconsciemment, on mange trop vite et l'on est tout surpris d'avoir ingéré une grande quantité d'aliments en 15 à 20 minutes. Quand donc on a pris la mauvaise habitude de manger vite, voici quelques petits moyens de se corriger : s'obliger à rester 45 minutes à table; diviser en trois ou quatre fractions ce temps, d'après le nombre des plats, et s'obliger à attendre si l'on a achevé un plat avant la fraction de temps correspondante; compter le nombre de coups de mâchoire que l'on donne à chaque bouchée; ne préparer cette bouchée d'aliments qu'au moment de l'ingérer et tenir les mains dans les poches pendant toute la durée de la mastication; ne pas parler au cours du repas. Tout cela paraît fastidieux et serait impossible à réaliser pratiquement s'il fallait s'observer ainsi toute la vie; mais avec de la volonté et de la persévérance, j'affirme qu'en moins de cinq jours d'observation scrupuleuse de ces conseils, on aura pris pour longtemps l'habitude de la mastication suffisamment prolongée.

Mon exposé des causes de la dyspepsie serait incomplet si je ne signalais pas les maladies de voisinage qui peuvent provoquer des troubles gastriques. C'est ainsi que le mauvais fonctionnement de l'intestin retentit sur celui de l'estomac. Plus particulièrement la constipation et la colite muco-membraneuse (qui la suit comme l'ombre suit le corps) provoquent des « réflexes », parfois non douloureux, mais qui ralentissent d'abord, paralysent ensuite l'évacuation normale de l'estomac; il semble que l'intestin encombré se défend contre l'arrivée de nouveaux aliments; les sécrétions particulières de l'estomac, du foie et du pancréas se trouvent elles-mêmes ralenties au point de donner au médecin l'impression de leur insuffisance. Les calculs biliaires, les inflammations ou les infections de la vésicule provoquent des désordres analogues et parfois peuvent créer des adhérences soit à l'estomac, soit à l'intestin, avec tous les symptômes de l'obstruction. Un rein déplacé occasionne des troubles gastro-intestinaux fort douloureux. Au cours des maladies du cœur et de la tuberculose, il se produit des réflexes *digestifs* particulièrement pénibles, angoissants, avec étouffements ou vomissements. La métrite et l'ovarite, parfois difficiles à diagnostiquer à cause de leur allure silencieuse, occasionnent des dyspepsies et des entérites rebelles à tout traitement purement symptomatique. Dans le diabète, la goutte, on observe des troubles gastro-intestinaux fréquents et souvent fort douloureux.

Enfin, certaines infections, telles que la grippe, la pneumonie, la fièvre typhoïde, laissent après elles une gastrite ou une entérite qui doivent être soignées énergiquement dès le début, si l'on veut éviter qu'elles deviennent chroniques.

Chez certains malades, surtout chez ceux qui ont maigri, les organes contenus dans l'abdomen n'étant plus maintenus soit par leurs ligaments suspenseurs distendus, soit par les bourrelets graisseux qui les calaient, se déplacent transversalement ou surtout de haut en bas; c'est la ptose abdominale, parfois seule cause des troubles gastro-intestinaux pénibles et pouvant provoquer des crises douloureuses, intolérables, simulant une maladie réelle des organes de l'abdomen.

II

Retentissement de la dyspepsie
sur d'autres fonctions.

Nous venons de voir que certaines maladies peuvent provoquer la dyspepsie ou l'entérite ; inversement, la dyspepsie
et l'entérite peuvent provoquer le trouble du fonctionnement
d'organes voisins ou avoir un retentissement fâcheux sur
l'état général. Ces troubles secondaires de la dyspepsie ou de
l'entérite peuvent même atteindre une telle intensité que,
sans un examen approfondi ou au cours d'une crise aiguë,
ils en arrivent à donner le change au médecin lui-même telle-
ment ils dominent la scène.

C'est ainsi que bien des malades souffrent au niveau du
cœur, éprouvent des palpitations, de la constriction de la
poitrine, des douleurs vives dans toute la région et même
les bras, alors que la cause réelle de tous ces symptômes n'est
pas une maladie de cœur, mais une maladie de l'estomac ou
de l'intestin. Beaucoup d'emphysémateux, d'asthmatiques,
de catharreux croient que leur poumon est malade alors que
la cause de leur affection n'est qu'une des formes de la dyspepsie. Certains malades présentent les petits symptômes
de l'albuminurie alors que leurs reins sont intacts. Le foie est
toujours plus ou moins troublé lorsque l'estomac fonctionne
mal, et l'on constate des «gros foies» qui ne présentent aucune
maladie proprement dite, mais un simple trouble fonctionnel
dû à l'affection gastrique et qui disparaît avec celle-ci. Je
pourrais multiplier les exemples nombreux et variés de ces
retentissements de la dyspepsie ou de l'entérite sur les organes
voisins (maladies des femmes, maladie de la peau, etc.); je
préfère insister sur les altérations graves et insidieuses que

★

ces affections peuvent avoir sur le système nerveux d'abord,
sur l'état général ensuite.

Le système nerveux, malgré le meilleur « équilibre » d'un
malade, est toujours fâcheusement influencé par la dyspepsie
ou l'entérite; il se produit des désordres généraux après une
période plus ou moins longue de douleurs ou d'impressions
pénibles *localisées*. Tel malade qui digère mal éprouve une
sensation de ballonnement au creux de l'estomac, une lour-
deur après ses repas; ces phénomènes, s'aggravant de l'impa-
tience avec laquelle ils sont supportés, ne tardent pas à atti-
rer tous les jours, à heure fixe, l'attention sur le point sensible;
le malade finit par s'émouvoir de la régularité d'apparition
de ces symptômes, il s'en impressionne; or, rien ne trouble la
fonction d'un organe comme l'attention qu'on y porte,
l'appréhension que l'on éprouve de son mauvais fonctionnement : c'est dans cette attention que réside la principale
cause du « spasme ». Le spasme est donc une manifestation
locale, de plus en plus nette et pénible, du trouble dans la
fonction d'un organe. On a vite dit : « c'est nerveux ! »; cela
veut-il dire « imaginaire »? Non, cent fois non ! Celui qui
éprouve du spasme « sent » les effets pénibles de ce phéno-
mène nerveux; si vous lui dites : « c'est nerveux » (dans la
sens « imaginaire »), prenez garde de le vexer, irriter davan-
tage son système nerveux et, par conséquent, augmenter son
spasme et la douleur que ce dernier provoque.

Si donc nous ne calmons pas ces douleurs spasmodiques
dès le début, nous arriverons insensiblement à la douleur permanente, localisée; à la fixation permanente de la pensée
du malade sur ce point douloureux; à l'émotivité permanente
et de jour en jour grandissante, pour aboutir au décourage-
ment en présence d'une incurabilité apparente, au dégoût
d'une vie où l'on ne peut plus partager ni la gaîté ni les menus
de ses semblables. Tel est le triste et trop réel mode d'apparition de ce que l'on appelle neurasthénie, idées noires, mélan-
colie, névrose, etc., autant de noms qui représentent un *état*
insidieusement créé plutôt qu'une maladie réelle. La scène
pathétique paraît être au cerveau alors que la cause réelle
est à l'estomac ou à l'intestin !

L'état général est toujours plus ou moins atteint au cours des dyspepsies ou des entérites. D'abord les malades qui souffrent cherchent à diminuer leurs douleurs, soit en diminuant la quantité d'aliments absorbés, soit en se soumettant à des régimes sévères dont l'usage prolongé arrive à les anémier, les débiliter et les amaigrir. Or, comme l'anémie et l'amaigrissement diminuent encore le pouvoir digestif de leurs organes, il se produit une aggravation de leur dyspepsie; ils s'astreignent alors à de nouvelles privations, s'anémient et maigrissent encore : ce *cercle vicieux* aboutit souvent à une cachexie intense dont il sera difficile et long de tirer le malade, ou bien une grippe, une infection grave, une tuberculose viennent compliquer son état et s'abattre sur un sujet qui a perdu toute résistance physique et parfois morale. Mais, en dehors de ces cas, la dyspepsie et l'entérite modifient profondément le *terrain* : il y a des arthritiques qui souffrent d'une façon permanente de douleurs dites *rhumatismales* et dont le trouble digestif est la cause principale; ils éprouvent des alternatives de sensation de froid et de chaleur parce que le mécanisme nerveux régulateur de la nutrition et de la température est troublé par la dyspepsie; ils ont des déformations articulaires douloureuses pour lesquelles ils appliquent un traitement local et absorbent des dissolvants de *l'acide urique*, alors que la cause de leurs maux est à l'estomac ou à l'intestin; ils présentent de l'obésité ou de l'amaigrissement parce que le mécanisme nerveux régulateur de la nutrition et du poids est troublé par une maladie de l'appareil digestif.

En résumé, la dyspepsie et l'entérite retentissent fâcheusement sur la fonction d'organes étrangers à l'acte digestif et occasionnent des atteintes profondes ou douloureuses de l'état général.

Nota. — Avant d'aborder le chapitre de la ligne de conduite que doit tenir le malade, il me paraît utile d'établir une division entre les diverses affections que nous venons de passer en revue.

Il faut, en effet, bien noter la différence qui existe entre les *maladies organiques* et les *troubles fonctionnels*. Dans les premières, nous classerons toutes les altérations que peuvent subir les organes dans leur anatomie, c'est-à-dire dans les détails de leur constitution : c'est ainsi qu'un rétrécissement, une dilatation vraie, un ulcère, la tuberculose, etc., constituent une maladie réelle d'un organe, une maladie *organique*. Les troubles *fonctionnels* ne sont que des modifications passagères qui surviennent dans la sensibilité, la motricité, la forme, la fonction sécrétoire d'un organe. Les maladies organiques, bien que curables, laissent toujours une cicatrice, une signature indélébile de leur passage; les troubles fonctionnels sont susceptibles de la guérison absolue, sans laisser de traces, après une période plus ou moins longue d'alternatives d'améliorations et d'aggravations.

Ces indications permettront de mieux saisir toute l'importance de la ligne de conduite que doit suivre le malade dès le premier symptôme d'une dyspepsie ou d'une entérite : en effet, s'il s'agit d'une maladie « organique », il n'y a pas de temps à perdre pour enrayer l'évolution d'une affection grave; s'il s'agit d'un trouble fonctionnel, il convient de le soulager au plus tôt, car tout vice de fonctionnement longtemps prolongé peut engendrer une maladie organique.

III

Ligne de conduite à tenir par le malade.

Instruit de tout ce qui précède, le malade saisira facile-
ment l'irréfutable logique des deux assertions suivantes :

1º Il est impossible de guérir d'une maladie si l'on n'en
connaît pas exactement la cause.

2º Ce n'est que par un interrogatoire et un examen pro-
longés qu'on peut découvrir la cause exacte d'une maladie.

Le malade devra donc :

1º **Observer.** S'élevant au-dessus des symptômes de gêne
fonctionnelle ou de sensibilité, il devra observer, sans s'en
laisser émouvoir, les faits qui se reproduisent avec régularité
dans l'heure de leur apparition, l'intensité, la fréquence ; au
besoin, faire quelques courtes expériences de changements
de son genre de vie ou de son régime alimentaire, en notant
les modifications que cela peut apporter aux symptômes
qu'il éprouve ; appliquer les conseils contenus dans ces divers
chapitres dans le but d'aider le médecin à la recherche de la
cause exacte de son mal. C'est ainsi qu'il se présentera, prêt
à fournir à l'interrogatoire qu'il subira des faits exactement
observés et après avoir abandonné toute médication et tout
régime systématique : de cette manière, le médecin pourra se
baser sur des renseignements précis et examiner les organes
digestifs en dehors de l'influence qu'une médication ou un
régime peuvent avoir sur eux.

(Une analyse des urines contient parfois de précieuses indications.)

2º **Se faire examiner.** L'examen d'un dyspeptique comprend au moins deux choses élémentaires :

a) L'*interrogatoire* du malade, qui devra être aussi complet que possible et porter sur tous les antécédents héréditaires, collatéraux et personnels ; sur les maladies graves antérieures, par ordre chronologique ; sur les grands faits du passé physiologique ; sur l'histoire de la maladie actuelle avec le plus d'ordre possible dans les moindres détails ; sur les observations expérimentales qu'a pu faire le malade ; sur le « cycle des vingt-quatre heures » tel qu'il se reproduit tous les jours depuis le réveil jusqu'au lendemain matin, en fixant bien l'horaire de chaque symptôme ou douleur.

b) L'*examen clinique* ne négligera aucun des moyens d'investigation que nous connaissons pour apprécier la forme, le volume, la consistance, le fonctionnement, etc., de chacun des organes digestifs ainsi que des organes des autres appareils : c'est l'examen prolongé du malade qui donne le moyen de le guérir ; une douleur siégeant à tel point ne vient pas toujours d'une affection de l'organe exactement sous-jacent, et cette *douleur signal* a besoin d'être recherchée sous plusieurs aspects pour être interprétée à sa juste valeur. Cet examen devra être noté soigneusement, de manière à constituer un *dossier* du malade et permettre une comparaison, à l'occasion d'examens postérieurs, s'il y a lieu : c'est parfois l'évolution seule d'un symptôme ou d'un groupe de symptômes qui permet d'établir un diagnostic précis de l'affection ou de la cause de cette affection.

3º **Se laisser diriger avec confiance.** Il est des cas où l'examen clinique seul ne suffit pas et a besoin d'être éclairé par des recherches de laboratoire ; le nombre de ces cas est assez restreint, du reste. La radioscopie ou radiographie donnent de précieuses indications sur les malformations organiques et surprennent souvent des détails fonctionnels importants. L'analyse du suc gastrique, tantôt pratiquée par principe, tantôt laissée à l'oubli, peut être cependant quelquefois nécessaire ; j'en dirai autant de la coprologie (analyse des matières fécales), qui donne la clef de certaines gastroentéropathies rebelles à tout traitement. Je n'énumérerai pas l'ensemble des procédés de laboratoire utiles à certains diagnostics ; mais je rappellerai, dans certains cas dont le début est lointain et l'évolution surchargée d'incidents, l'utilité d'une *mise en observation* du malade, durant quelques jours, dans une clinique, maison de santé ou simplement pension de famille, pour permettre au médecin le contrôle des phénomènes qui se produisent à tel moment de la journée ou de la nuit qu'il jugera nécessaire.

IV

Du Traitement.

Dans quelques cas, le malade relèvera indiscutablement et exclusivement de la chirurgie; ce serait lui rendre un mauvais service de le lui cacher et de temporiser. En dehors de ces circonstances exceptionnelles, le traitement médicamenteux de la dyspepsie et de l'entérite sera réduit au strict minimum; car nos organes digestifs sont très sensibles à l'action d'un produit chimique et se montrent généralement d'une tolérance fort capricieuse. Sauf dans certains cas désespérés ou tout à fait au début d'une affection gastro-intestinale, la médication cherchera à être surtout «curative» et d'un dosage rigoureusement prévu. La prescription sera longuement expliquée.

Lorsqu'il y aura abaissement d'un organe abdominal, il faudra adapter un appareil de soutien ou de relèvement; mais encore faut-il que la sangle choisie réalise les conditions voulues : soutien efficace, traction dans le sens de l'obliquité, pas de compression, liberté des mouvements sans déplacement de la sangle.

Le médecin indiquera, suivant le cas, les fautes d'hygiène générale ou alimentaire à éviter, après interrogatoire sur le genre de vie du malade, ne négligeant aucun détail utile.

La question des régimes alimentaires est une de celles qui a soulevé le plus de controverses : j'estime qu'en principe le «régime type complet» (voir pages 18, 19) doit être ordonné le plus fréquemment possible. Dans bien des cas, il faudra user de progressivité, parfois même faire des suppressions formelles, ne serait-ce que pendant la période de rééducation alimentaire. Mais, sans jouer sur les mots, j'estime que le malade qui suit le « régime type complet » n'est plus ce que l'on appelle couramment « au régime »; car il devient, dès lors, *omnivore*. J'attache la plus grande importance à la *rééducation progressive*; dût-on partir, dans certains cas graves, de la diète hydrique, le médecin doit chercher, par le choix judicieux des aliments et la progressivité dans la quantité ou la composition des repas, à réveiller la fonction digestive affaiblie à l'aide de son meilleur excitant naturel, « l'aliment »; tandis que la prolongation exagérée d'un « régime » rend nos organes digestifs paresseux, atrophie leurs fonctions et parfois même peut occasionner un *type nouveau* de dyspepsie ou d'entérite.

Enfin, le médecin qui « aime vraiment son malade » ne manquera pas de se pencher sur toutes les petites misères que l'interrogatoire lui aura fait connaître; ce « douloureux » qui vient de se confier, il ne le laissera pas s'éloigner sans lui avoir dit la VÉRITÉ; il saura *s'intéresser* à lui suffisamment pour lui indiquer la cause, souvent de peu d'importance, de ses très réelles souffrances; il lui expliquera le *mécanisme* de son trouble *fonctionnel*; il calmera l'émotivité de son malade, jusque-là inquiet des symptômes pénibles qui se renouvelaient sans cesse; il lui citera telle expérience célèbre qui a jeté la lumière sur l'affection dont il se plaint.

Et, pour le médecin, la meilleure récompense sera, par son traitement scientifiquement établi et ses conseils affectueux, d'avoir permis le rétablissement des fonctions digestives troublées et fait renaître à la vie un *découragé*.

CONSEILS D'HYGIÈNE ALIMENTAIRE

Il y a un temps pour boire, un autre pour manger.
Soyez fruitarien, le matin; omnivore, à midi; végétarien, le soir.
Préférez les céréales en farines complètes plutôt qu'en « crèmes ou fleurs ».
La cuisson doit chercher à conserver la valeur naturelle des aliments.
Évitez l'abondance d'ensemble ou de tel ou tel aliment.
Régularité absolue des repas; repos, après.
4 heures entre le 1er et le 2e repas; 7 heures entre le 2e et le 3e.
Il faut, en moyenne, 30 mastications à chaque bouchée d'aliments.

RÉGIME "TYPE COMPLET"

	USER DE :	ÉVITER :
Potages :	maigres ou gras, du jour même, avec farines ou pâtes.	soupes de pain; hors-d'œuvre, épices et condiments.
Œufs :	peu cuits ou associés au lait.	durs, omelettes grasses.
Viandes :	grillées ou rôties, maigre de jambon; cuisson suffisante.	en sauce ou grasses (oie, canard, charcuterie, gibier, triperie).
Poissons :	maigres, bouillis ou frits (sans la peau).	gras (maquereaux, harengs, saumons, anguilles, crustacés).
Légumes :	pommes de terre, carottes, navets, haricots, pois, lentilles (en purée), artichauts, salade cuite, légumes décortiqués, choux-fleurs, choucroutes, pâtes.	choux, oseille, tomates, asperges, aubergine, salades crues, champignons, racines.
Entremets :	riz, semoule, crème cuite, œufs à la neige ou au lait, soufflés, laitages.	gâteaux à la crème, pâtes grasses, feuilletés.
Fromages :	Gervais, Hollande, Gruyère.	Roquefort et autres fermentés.
Fruits :	cuits, en compote; gelée.	crus ou acides.
Pain :	rassis, en quantité modérée.	chaud.
Boissons :	vin blanc étendu; infusions; eau filtrée plutôt que bouillie.	vin rouge, liqueurs, thé, café.
Graisses :	beurre frais non cuisiné, crème, végétaline.	

Bordeaux. — Imprimeries Gounouilhou, rue Guiraude, 9-11.

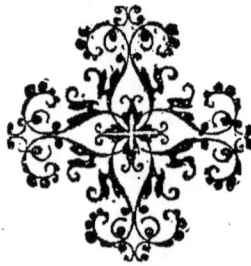

www.ingramcontent.com/pod-product-compliance
Lightning Source LLC
Chambersburg PA
CBHW070211200326
41520CB00018B/5598